DE L'INSOLATION,

DE SES DANGERS,

ET DE LA NÉCESSITÉ, EN AFRIQUE, D'ADOPTER L'USAGE D'UN

COUVRE-NUQUE

Pour garantir complétement le soldat contre l'ardeur du soleil,

PAR

L. SCOUTETTEN,

Docteur en médecine, médecin aide-major de première classe au 70e régiment de ligne, décoré de la médaille de la reine d'Angleterre.

METZ.

IMPRIMERIE F. BLANC, RUE DU PALAIS.

1857.

DE L'INSOLATION,

DE SES DANGERS,

ET DE LA NÉCESSITÉ, EN AFRIQUE, D'ADOPTER L'USAGE D'UN

COUVRE-NUQUE

Pour garantir complétement le soldat contre l'ardeur du soleil.

§ Ier. — CONSIDÉRATIONS GÉNÉRALES.

Lorsqu'on étudie les phénomènes météorologiques de l'Algérie, on comprend rapidement l'importance qu'il faut attacher à tout ce qui concerne l'hygiène du soldat. Les conseils généraux ne suffisent plus, il faut descendre aux détails les plus minutieux, car la plus faible négligence, l'imprévoyance la plus légère en apparence deviennent des causes de malheurs individuels et même de grands désastres. Qu'on ne s'étonne donc point de voir notre attention se porter sur la coiffure militaire ou plutôt sur un des accessoires trop négligé jusqu'à ce jour. Quelques aperçus sur la température de notre colonie française justifieront, nous l'espérons, notre pensée et nos intentions.

La température de l'Algérie présente des oscillations très-remarquables par leur amplitude ; elle peut parcourir une échelle de 70 à 80 degrés centésimaux.

D'après Casimir Broussais, la température moyenne de l'Algérie serait, à Alger, de 18 degrés, et les moyennes trimestrielles auraient été, pour 1845 :

	6 h. mat.	10 h. mat.	10 h. soir.
Au 1er trimestre, de. . .	10°	10°	13°
Au 2e trimestre, de. . .	19	22	18
Au 3e trimestre, de. . .	24	28	23
Au 4e trimestre, de. . .	13	19	15

Mais ces indications thermométriques moyennes, dont on ne peut méconnaître la valeur, ont cependant l'inconvénient de s'éloigner tellement des extrêmes, qu'elles ne donnent pas une idée vraie de la température que le corps est appelé à supporter.

Voici quelques observations qui se rapprochent plus de la réalité :

Température au-dessus de 0, à l'ombre.

On a observé	à Milianah.	36	dégrés centigrades.
—	à Médéah	38	—
—	à Sétif.	38	—
—	à Constantine . . .	40	—
—	à Mascara	41	—
—	à Alger	45	—

Par opposition voici, d'après M. Aimé, quelques exemples de températures au-dessous de zéro :

A Alger, — une seule fois en sept ans. . .	0
A Médéah	2
A Milianah.	2
A Constantine	2
A Mascara.	3
A Sétif	5

Dans la zone saharienne, M. Fournel a noté 5°,66, au-dessous de zéro, le 26 mars, sur les plateaux de Bathna, dans les Aurès, à 1 000 mètres au-dessus du niveau de la mer.

Ces indications ne suffisent pas encore pour apprécier les degrés de chaleur que le soldat peut supporter. Voici quelques-unes des températures recueillies par le docteur Armand, dans les *camps* et *au soleil** :

Le 25 mai 1846, à l'Oued-Ruina, le thermomètre à alcool a marqué, à midi, 58 degrés trois quarts. Le 20 juillet 1847, au camp de l'Oued-Merdja, par un brûlant sirocco, le thermomètre, suspendu à hauteur d'homme, à 75 mètres au-dessus de la rivière et sous les rayons directs du soleil, a marqué :

A 2 heures.	66 degrés.
A 3 heures.	70
A 3 heures 35 minutes.	72 — et demi.

* *Des Chaleurs en Algérie*, par le docteur Armand. — *Gazette hebdomadaire*, décembre 1853.

En même temps, la température intérieure de la tente était de 63 degrés trois quarts.

Nous nous empressons de reconnaître que cette température est exceptionnelle; cependant déjà Casimir Broussais avait noté 60 degrés au soleil en 1845, et M. Philippe en a constaté 62 à Isly.

Ainsi donc, il est bien démontré qu'au cœur de l'été, en Algérie, et pendant les bouffées embrasées du sirocco, on peut se trouver exposé à une action solaire qui peut échauffer le thermomètre jusqu'à 72 degrés et demi. Nous verrons plus loin les perturbations profondes qu'il peut en résulter dans l'organisme.

Pour compléter ce qui a trait aux variations atmosphériques, il nous reste à dire quelques mots sur les changements, quelquefois très-brusques, qu'on observe en Algérie. A Bougie, le 8 novembre 1848, le thermomètre était à 25 degrés; le 10, pluie battante, neige sur les cimes de la Kabylie, abaissement du thermomètre à 12 degrés et demi. M. Carrette a constaté, en 1840, dans l'espace d'une heure, une variation de température de 13 degrés, au camp d'Aïn-Turc, à l'ouest de Sétif. Le thermomètre, qui marquait 36 degrés à deux heures de l'après-midi, s'abaissa à 23 degrés, par suite d'un orage qui couvrit les montagnes de grêlons de la grosseur d'un œuf de pigeon. Des oppositions contraires peuvent se produire et il n'est pas rare, sous l'influence inopinée du vent du sud, de voir le thermomètre remonter de 18 à 25 et 30 degrés. Ajoutons encore que le passage du jour à la nuit, qui est une cause constante d'abaissement de température dans tous les pays, produit des effets plus prononcés que partout ailleurs, dans les régions méridionales. A cet abaissement de température se joint l'humidité, quelquefois excessive, qui, en favorisant l'action des miasmes, porte les atteintes les plus graves à la santé.

Si on réfléchit maintenant aux conditions d'habillement, d'armement et d'équipement dans lesquelles sont placées les troupes en marche, on comprendra tout ce qu'il faut de force, de courage, de dévouement pour supporter la fatigue, la chaleur excessive, la soif ardente. Sans doute, les chefs militaires, guidés par une sage prévoyance, suspendent les marches pendant les ardeurs du jour, mais ils ne peuvent rafraîchir l'atmosphère embrasée, et, lorsque les troupes se remettent en route, elles ne tardent pas à ressentir les inconvénients d'une température extrêmement élevée.

Bien que, dans ces derniers temps, on ait cherché, avec une sollicitude intelligente, à améliorer la condition de l'homme de guerre, principalement en diminuant la charge du fantassin, on n'est pas parvenu à réduire le poids de l'habillement et de l'armement au-dessous de $18^k,5$ pour le fusilier du centre, et de $21^k,5$ pour le grenadier ; mais ce poids s'élève au double et au-delà lorsqu'on se met en campagne et que chaque homme emporte six paquets de cartouches, des vivres pour six ou huit jours, quelquefois du vin et même de l'eau.

Bientôt l'étroitesse des vêtements, la rigidité de la laine, son frottement continuel sur la peau, provoquent du malaise et une exhalation cutanée excessive ; les poumons se fatiguent, le sang se porte à la tête et l'homme est menacé d'un danger sérieux. Sans doute, on a cherché à diminuer ces inconvénients en se relâchant un peu de la tenue réglementaire, on a donné plus de liberté aux membres, plus de facilité aux organes respiratoires ; mais la tête, constamment exposée à l'action directe des rayons solaires, n'est pas suffisamment protégée, inconvénient qui est la source d'accidents graves, que nous allons étudier, et qu'il est indispensable de chercher à prévenir.

§ II. — DE L'INSOLATION.

Ce mot *insolation* n'a qu'une valeur vague et indéterminée ; c'est à peine si la plupart des ouvrages de médecine l'indiquent et signalent les symptômes qui s'y rattachent. Si vous ouvrez le dictionnaire en trente volumes, à l'article *Insolation,* vous y trouverez : voyez *Erysipèle.* C'est en effet, sous ce nom, que les nosologistes français ont traité la maladie produite par l'action violente des rayons solaires. Comprendre ainsi la question, c'est évidemment la restreindre et presque la méconnaître ; nous croyons qu'il convient de lui rendre toute sa portée en l'étudiant sous toutes ses formes.

I. — Le mot *insolation* a été employé pour indiquer l'exposition au soleil pour se réchauffer de ses rayons. La lumière solaire fortifie en effet nos organes extérieurs, elle y développe la vie, y attire les forces, relève le pouls et la chaleur du corps. Cet effet physiologique est parfaitement connu et apprécié. (V. l'art. *Insolation* du grand dictionn. des Sc. méd.)

II. — L'insolation peut produire des accidents pathologiques divers, légers ou graves, déterminer des congestions cérébrales, l'asphyxie, le délire, le suicide.

Lorsque des personnes délicates, d'un tempérament lymphatico-sanguin, sont subitement exposées à l'ardeur du soleil, elles éprouvent souvent une inflammation subite, mais circonscrite, de la peau, de forme érysipélateuse, à laquelle on donne communément le nom de *coup de soleil.* Accident généralement peu grave, qui se dissipe de lui-même.

Il en est tout autrement lorsque les hommes, même les plus robustes, restent longtemps exposés aux ardeurs d'un soleil brûlant. Plusieurs fois, dans le courant de l'été 1856, j'eus occasion d'observer, sur des hommes du 70e régiment, en garnison à Bône, les effets d'une insolation prolongée. Ces militaires préposés à la garde des condamnés enfermés dans la Casba, restaient immobiles, et sans moyens protecteurs, pendant de longues heures de surveillance. Beaucoup d'entre eux, après avoir résisté pendant un temps plus ou moins long, finissaient par éprouver les atteintes d'une congestion sanguine à la tête : les yeux s'injectaient, la face se tuméfiait, puis survenait un sommeil presque invincible, souvent suivi de coma ou d'une méningite quelquefois mortelle.

III. — Les effets de l'insolation ne se produisent pas seulement sur des hommes isolés, on les observe fréquemment sur des troupes en marche où ils occasionnent des ravages redoutables. Les médecins anglais ont signalé depuis longtemps les accidents déterminés par l'ardeur d'un soleil tropical, ce qui s'explique naturellement par le développement du système colonial de nos voisins dans l'Inde. D'excellents travaux ont été publiés dans ces derniers temps, sur ce sujet, par le docteur Marcus Hill* et par M. Moore**. Le premier apporte un nouvel appui à l'opinion, d'ailleurs assez accréditée, qui place dans l'ensemble des conditions climatologiques, et non exclusivement dans l'excès de chaleur, l'étiologie de l'affection dite *insolation;* mais il nous paraît s'écarter de la vérité et de la juste appréciation des faits, lorsqu'il la rapporte nosologiquement à l'espèce des fièvres rémittentes. S'il est exact, en effet, d'admettre que les hommes sont, en général, préparés par leur séjour dans les pays chauds, à éprouver au plus haut degré les inconvénients et les dangers d'une chaleur excessive, on ne peut méconnaître cependant que, sous l'influenee d'un soleil ardent, il se manifeste tout à coup un *raptus* vers la tête déterminant les phénomènes de l'apoplexie, ce que quelques auteurs anglais ont appelé apoplexie de chaleur *heat apoplexy*.

* *The Indian annals of medical sciences,* octobre 1855.

** *Medical Times and Gazette,* nos 293 et 330.

M. Moore n'admet pas le sentiment de son collègue; il pense, comme nous, qu'il existe des accidents qui s'éloignent de la fièvre rémittente pernicieuse, et qui sont dus à l'action isolée d'une chaleur excessive et non à l'action combinée des éléments climatériques. Il cite, à l'appui de son opinion, le passage suivant du docteur Dick, inséré dans les *Commentaires* de Duncan (1786). « Les hommes exposés aux » rayons solaires dans l'Inde, se plaignent du mal » de tête, de soif, d'étouffement; *en peu de minutes,* » il survient des vertiges, des vomissements bilieux; » ils tombent sans respiration, sont pris de coma, » et, à moins d'un secours immédiat, la face se » gonfle et devient noire; le pouls, qui était d'abord » plein et vif, faiblit, et la mort arrive après quel- » ques efforts pénibles de respiration. En les empor- » tant à l'ombre d'un arbre, en les saignant large- » ment et à temps, en leur donnant un peu d'eau, » on les guérit généralement. »

Ce tableau, certainement, n'est pas celui d'une forme pyrétologique, mais bien celui d'un *coup de soleil* porté au plus haut degré, et ce n'est pas cet ensemble d'accidents que, sous le nom *d'insolation,* certains auteurs peuvent assimiler à la fièvre rémittente.

Ce que les médecins anglais ont observé dans l'Inde, nous l'avons également constaté en Algérie.

Lors de l'expédition qui eut lieu au mois de septembre 1856, vers les frontières de Tunis, le 70e régiment, dont j'étais le médecin aide-major, fut entraîné à des marches forcées pour surprendre l'ennemi. Nous vîmes alors survenir des accidents graves, malgré l'abaissement de la température à cette époque de l'année, et malgré un acclimatement presque complet, préparé par un séjour de plusieurs années à Marseille, et par trois ans de garnison à Bône.

Dès les premiers jours de marche, un grand nombre de militaires présentaient déjà tous les signes de congestion à la tête ; ceux-ci se révélaient par des épistaxis, de la lourdeur encéphalique, l'état vultueux de la face, la lassitude, l'accablement et le besoin, presque irrésistible, de dormir, l'impossibilité de marcher; les hommes s'arrêtaient et se plaçaient à l'ombre. Après quelque temps de repos, tous ces phénomènes disparaissaient d'eux-mêmes. Dans les cas graves qui, heureusement, furent rares, les effets de l'insolation revêtaient une forme effrayante : les hommes tombaient comme foudroyés, privés de connaissance et de sentiment; ils avaient des convulsions, respiraient très-difficilement, écumaient et présentaient une amplitude considérable du pouls ; quelquefois ils tournaient sur eux-mêmes avant de tomber, puis à tous ces symptômes alarmants se joignaient de sourds gémissements.

Par un bonheur inespéré, aucun cas ne fut mortel; la promptitude des soins que nous pûmes donner aux malades furent, nous le pensons, l'unique cause de leur salut. Aussitôt que ces malheureux se trouvaient frappés de congestion, nous les faisions placer sous un abri fait avec leur couverture, le cou dégagé de tout lien, la tête élevée sur leur sac; des affusions et des fomentations froides étaient faites sur toute la tête; si cela ne suffisait pas, nous avions recours aussitôt aux antiphlogistiques; nous pratiquions de larges scarifications sur les tempes, derrière les oreilles et sur le cuir chevelu; elles avaient le double avantage d'être faites promptement et de permettre un écoulement de sang prolongé. Nous donnions la préférence à ces moyens sur tous les autres, principalement lorsque, forcé de nous éloigner, nous devions confier le malade aux soins de ses camarades auxquels nous faisions toujours la recommandation d'entretenir le froid sur la tête et de favoriser l'écoulement sanguin.

Ces accidents nous permirent de constater les prédispositions individuelles tenant à la constitution. Les deux compagnies de voltigeurs, composées d'hommes petits et robustes, furent les seules chez lesquels nous remarquâmes les cas graves d'insolation.

Des faits semblables ont été observés depuis longtemps en Afrique ; M. l'Inspecteur médical Guyon* en rapporte un grand nombre ; nous croyons devoir transcrire le passage suivant de son savant mémoire, parce qu'il rapporte deux autopsies qui servent utilement à éclairer la question qui nous occupe :

« Nous observâmes, dit-il, des congestions cérébrales, à divers degrés, occasionnées par la haute température à laquelle les troupes furent soumises pendant quelques jours, notamment lors de notre trajet de Bône à Medjez-Amar. Ces congestions furent aggravées chez quelques sujets, par l'usage qu'ils avaient fait de liqueurs alcooliques, et tel était, sans doute, le cas de deux hommes que nous perdîmes, dans notre première journée de marche, le 26 septembre, de Bône à Drehan, où nous fîmes l'examen des cadavres.

» L'un de ces cadavres était celui d'un ouvrier d'administration. Les lèvres étaient livides, les mains violacées, l'abdomen dur et tendu ; un sang noir et très-abondant gorgeait les téguments du crâne et tous les tissus cérébraux.

» L'autre cadavre appartenait à un caporal du génie, d'une constitution robuste et pléthorique. Au moment où on nous le présenta, la face était vultueuse,

* *Histoire médicale et chirurgicale de l'expédition dirigée contre Constantine, en* 1837, par M. Guyon, chirurgien en chef. — *Mémoires de médecine militaire,* tome 44.

d'une teinte plombée, noirâtre ; le ventre météorisé : ces phénomènes cadavériques s'accroissaient d'instant en instant. Des flots de sang noir et écumeux s'échappaient de la bouche, en augmentant par la pression de l'abdomen, qui devenait ballonné et tendu.

» Des congestions cérébrales se présentent souvent en Afrique, durant nos expéditions d'été. C'est ainsi, par exemple, que, dans une courte expédition du général Bugeaud, en août 1836, province d'Oran, nous eûmes jusqu'à près de 200 hommes qui en furent atteints ; 27 tombèrent dans les rangs sans pouvoir se relever. Cependant, grâce à des émissions sanguines, abondantes et promptement pratiquées, aucun d'eux ne succomba.

» Ces émissions sanguines, employées comme nous venons de le dire, sont, avec les affusions froides sur la tête, quand on peut y recourir, les principaux moyens à opposer aux affections dont nous parlons. Malheureusement, telles sont parfois la rapidité de leur formation et la violence de l'afflux du sang, que la mort arrive avant qu'on ait pu venir au secours du malade. C'est ce qui s'est vu à Sidi-Ferruch, en 1830, lors du débarquement des troupes expéditionnaires, dans plusieurs corps d'armée. Au 34e de ligne, par exemple, deux officiers, le chirurgien-major Petit, et un lieutenant, périrent de cette manière. Durant une expédition qui eut lieu sur Blida, en juillet 1835 (journées des 3 et 4), nous perdîmes ainsi trois hommes du 63e de ligne.

» Dans des cas moins graves, on voit succéder, aux maladies dont nous parlons, des paralysies rebelles, qui, assez souvent, finissent par nécessiter le renvoi des malades dans leurs foyers.

» Les congestions cérébrales sont à la fois moins communes et moins dangereuses parmi les troupes qui ont séjourné quelque temps en Afrique, que parmi les autres. C'est ainsi, par exemple, que, pendant l'expédition dont nous venons de parler, le 63e, qui arrivait de France, fut, de tous les corps qui la composaient, le seul qui eût des hommes à regretter, par suite de ces affections. »

A ces faits nous pourrions en ajouter beaucoup d'autres ; nous nous bornerons aux suivants. Au rapport de M. Bonnafond, par un violent sirocco, au mois de juin 1833, le 13e de ligne ayant débarqué, plusieurs hommes périrent *d'asphyxie* en allant prendre leurs cantonnements à deux lieues d'Alger. M. Jacquot a observé sept cas *d'asphyxie* par la chaleur, en 1843, dans le défilé de la Chaire, entre Rio-Solado et Aïn-Temouchen, sur la route d'Oran à Tlémecen.

En 1846, le 13 juillet, un bataillon du 22e de ligne

parti d'Alger pour la route d'Aumale, traversait la plaine de la Mitidja, lorsque le sirocco vint embraser l'atmosphère; à la deuxième journée on trouva taries les fontaines du bivouac habituel. On dut faire trois lieues de marche de plus, pendant lesquelles treize hommes périrent *d'asphyxie.*

Ce n'est pas sans intention que nous avons conservé le nom employé par ces auteurs et répété par M. Armand, dans un savant article sur *la saison des chaleurs en Algérie.* Il témoigne de l'incertitude qui existe encore sur la véritable cause de la mort chez les hommes qui succombent aux effets d'une violente insolation; M. Guyon y voit une congestion cérébrale, les autres auteurs une asphyxie; ce qui veut dire que, pour l'un, la mort arrive par le cerveau, et pour les autres, par les poumons.

Les accidents que nous venons de signaler ne se présentent pas seulement dans l'Inde et en Afrique, ils se produisent encore, dans de moindres proportions sans doute, en France et dans différentes parties de l'Europe. Chaque année, au moment des moissons, les journaux rapportent des exemples de mort subite chez des cultivateurs exposés aux ardeurs du soleil. On se rappelle ce qui arriva à un régiment belge qui, voyageant par une journée excessivement chaude, fut forcé d'interrompre sa marche et laissa sur la route un grand nombre de malades et de morts.

Les effets d'une chaleur solaire excessive ne sont pas limités aux accidents que nous avons rapportés. Des exemples trop nombreux démontrent que les hommes soumis à l'insolation prolongée éprouvent, au lieu d'affaissement et de congestions somnifères, une excitation turbulente qui leur fait méconnaître la voix de leurs chefs, puis surviennent le délire et enfin le suicide. Citons encore un passage du Mémoire de M. Guyon.

« Le suicide se présente souvent durant nos expéditions d'Afrique, mais bien plus fréquemment en été qu'en hiver. C'est ainsi, par exemple, que, dans les deux expéditions du général Bugeaud, en 1836, province d'Oran, pendant les plus fortes chaleurs de l'été, on en compta jusqu'à onze, tandis qu'il ne s'en présenta aucun dans les expéditions de Mascara et de Tlémecen, qui eurent lieu de novembre 1835 à janvier 1836, non plus que dans celle qui les suivit immédiatement, dans la province d'Alger, au col du Téniah, et qui s'effectua du 29 mars au 10 avril, même année. »

En juin 1837, dans la province d'Oran, M. Payen signala de nouveaux exemples de suicide, et en juin 1840, M. Rulh en enregistrait aussi sur la route de Philippeville à Constantine*.

* *Mémoires de médecine militaire*, tome 49.

La cessation des accidents primitifs déterminés par l'excès de chaleur atmosphérique et par l'action directe des rayons solaires, ne remet pas toujours l'homme dans son état normal. La perturbation profonde éprouvée par les organes les plus essentiels à la vie, le cerveau, les poumons, le cœur, laisse fréquemment des suites qui se manifestent par de nouveaux symptômes également très-redoutables. Ces symptômes revêtent la forme de fièvre rémittente, de *causus* ou fièvre ardente des anciens. Les auteurs anglais se sont livrés à de longues discussions sur ce sujet, et leurs opinions ont été très-divergentes. Selon M. Hill, le *heat apoplexy* se résout souvent en fièvre rémittente grave; MM. Mackinson, Martin, Mouat, Henderson, Murray et Gordon ne contestent pas une relation assez étroite entre les deux espèces morbides; mais ils sont loin pourtant de les assimiler l'une à l'autre. M. Mouat, l'un de ceux qui se sont le plus distingués dans l'étude des maladies des pays chauds, écrit, en parlant de *l'insolatio:* « Cette affection n'a pas la caractéristique des fièvres endémiques de l'Inde; c'est, autant que je puis la définir, un *causus* régulier ou *fièvre ardente,* provenant d'une excessive chaleur agissant sur le système nerveux excité et irritable des Européens non acclimatés. »

M. Murray n'établit pas cette distinction; mais il admet, pour les fièvres rémittentes elles-mêmes, l'étiologie acceptée par M. Mouat, pour le causus régulier. En effet, s'il remarque que les auteurs n'ont pas bien démontré l'action du simple excès de chaleur sur la production des fièvres de l'Inde, il ajoute aussitôt, en son propre nom : « Il ne paraît pas douteux que les fièvres rémittentes anslogues à la fièvre jaune, proviennent fréquemment de la simple influence de la chaleur solaire et atmosphérique, qui excite le système nerveux et rend le sang plus *raréfié,* plus irritant pour le cœur et les artères. »

Sans prétendre trancher la difficulté, nous penchons à croire que les accidents consécutifs à une insolation violente ne présentent pas les caractères fondamentaux d'une fièvre rémittente dans le sens propre du mot, qu'on ne constate pas ces exacerbations violentes qui enlèvent les malades au deuxième ou au troisième accès, bien qu'elle soit sujette à des détentes irrégulières comme on le remarque dans la plupart des fièvres.

Une remarque ne doit pas nous échapper, c'est que les hommes qui viennent d'éprouver les effets de l'insolation sont plus exposés que les autres à subir les influences pernicieuses des effluves miasmatiques, et s'il arrive alors que les nécessités de la guerre les contraignent à séjourner dans un lieu marécageux, ils seront les premières victimes des fièvres rémittentes du climat de l'Algérie. Dans ces circonstances, les phénomènes d'intoxication, n'apparaîtront pas toujours avec évidence, parce que le cerveau, déjà malade, tombera promptement dans le coma.

Il nous semble ressortir de cet ensemble de faits, que c'est avec raison que nous avons avancé que le mot *insolation* n'a qu'une valeur vague et indéterminée, puisqu'il a été employé pour désigner tantôt les effets physiologiques des rayons solaires sur l'organisme, et d'autres fois les accidents légers ou graves déterminés par la chaleur.

Nous pensons qu'il faut distinguer les effets isolés de l'insolation sur l'homme immobile, de ceux qui se compliquent de la chaleur atmosphérique sur les hommes en marche ; que dans le premier cas on voit survenir les érysipèles, les éruptions cutanées, les épistaxis, les congestions cérébrales ; et dans le second, l'asphyxie, l'apoplexie, le suicide ; qu'enfin, des accidents consécutifs peuvent se produire et qu'ils se compliquent quelquefois de l'intoxication paludéenne.

§ III. — DU COUVRE-NUQUE.

Il ne suffit pas d'avoir indiqué le mal, d'en avoir signalé les dangers et les graves conséquences, il faut chercher à le prévenir par de sages mesures hygiéniques.

On a compris depuis longtemps que le costume n'est pour l'homme un moyen de protection ou de soulagement, qu'autant qu'il est sagement approprié au climat sous lequel on le revêt. Mais comment faire subir une transformation à l'uniforme des troupes envoyées en Afrique et qui ne doivent y séjourner que quelques années seulement.

Sans doute on a reconnu de bonne heure que le soldat éprouvait une grande gêne et courait des dangers en emprisonnant son cou dans un vêtement serré, peu flexible, comprimant les vaisseaux veineux et artériels ainsi que le larynx. Le col en crinoline a été remplacé par la cravate de coton bleue, qu'on relâche à volonté et dont on se sert utilement pendant les marches ou pendant le sommeil.

La capote est fréquemment remplacée, pendant les travaux surtout, par la blouse de toile grise. Ce vêtement, ample et léger, donne aux mouvements plus d'aisance, il protège le corps en sueur, et il suffit, pour lui ôter tout inconvénient, de faire reprendre les vêtements en laine lorsque le soleil va disparaître à l'horizon ou lorsque la température se refroidit accidentellement.

Le pantalon rouge est également remplacé par un pantalon de toile. L'expérience a démontré que le soldat en marche souffre cruellement de la rigidité de la laine, des frottements qu'elle détermine et qui deviennent cause d'accidents divers.

Nous n'ignorons pas que ces vêtements de toile ne sont pas autorisés réglementairement, qu'ils ne sont que tolérés par les chefs, à qui les soldats les demandent sans cesse, et qui les leur accordent parce qu'ils sont témoins des inconvénients des vêtements en laine, confectionnés selon nos usages, et adaptés seulement aux besoins d'un climat tempéré.

Cette tolérance est un bien parce qu'elle répond aux nécessités du climat d'Afrique. L'armée anglaise, dans l'Inde, avait aussi supprimé les vêtements de toile ou de coton; mais après une expérience chèrement achetée, elle les a repris et s'en trouve bien.

C'est qu'en effet, il ne suffit pas de constater les inconvénients d'un vêtement dans des conditions déterminées, il faut voir si sa suppression n'entraîne pas des dangers d'un autre genre plus graves que les premiers. D'ailleurs la sollicitude constante des chefs protège le soldat contre ses imprudences, et le ramène à l'observation des lois de l'hygiène lorsqu'il vient à s'en écarter.

La ceinture de flanelle, portée sur l'abdomen, est une heureuse innovation ; elle garantit cette partie du corps contre les refroidissements brusques, et soustrait l'homme à un grand nombre d'affections intestinales.

Grâce à ces précautions, grâce à la surveillance incessante des chefs, à la prévoyance du médecin, à ses conseils, à ses soins dirigés par l'expérience acquise, le chiffre des malades a diminué considérablement en Afrique. Mais cette amélioration dans les vêtements du corps ne satisfait pas à toutes les exigences ; la tête n'est pas suffisamment protégée, elle reste trop directement exposée à l'action des rayons solaires, d'où résultent, en grande partie, les accidents graves que nous avons signalés, et qu'il est indispensable de chercher à prévenir.

Lorsque j'eus à me préoccuper des accidents d'insolation survenus dans notre colonne expéditionnaire, je m'occupai aussi à en combattre les causes, et je proposai au chef du corps les mesures préventives suivantes :

1° Faire relâcher les cravates ; empêcher qu'elles puissent comprimer le cou, et de laisser accumuler sur cette région de grandes quantités de chaleur ;

2° Placer les mouchoirs sous les casquettes, de façon à servir d'écran entre les rayons solaires et la tête ; les parties libres du mouchoir tombant sur la partie supérieure de la face, les joues et la nuque qu'elles protégeaient, et déterminant par leurs mouvements une salutaire et agréable ventilation.

Ces mesures, approuvées par le général, furent prescrites à la troupe ; à dater de ce moment, les accidents qui se succédaient sans interruption depuis notre départ, cessèrent totalement : expérience qui témoigne hautement de l'efficacité des moyens simples et faciles qui venaient d'être adoptés.

La nécessité de préserver la tête des ardeurs du soleil a préoccupé tous les peuples méridionaux, et ils ont adopté des coiffures légères et à larges bords. Dans les Indes, les officiers de l'armée anglaise placent sur leur casquette une coiffe en toile blanche avec couvre-nuque.

Dans notre armée d'Afrique, le général Bugeaud, dont la sollicitude pour le soldat s'appliquait à éloigner tous les dangers qui le menacent, fit adopter la casquette à double visière, dont les avantages incontestables acquirent un renom populaire.

Plus tard le képy remplaça le bonnet de police qui laisse la tête à nu, et le schako lourd et incommode qui accable le soldat ; le calot du képy, large et élevé empêche le fond de s'appliquer sur la tête et permet l'accumulation d'une assez grande quantité d'air ; sa large visière, en cuir verni, ombrage la face, mais laisse malheureusement à découvert la partie postérieure et les côtés de la tête. Cet inconvénient a disparu en partie pour quelques corps de cavalerie, notamment pour le 5e hussards, où chaque soldat porte roulé, autour du turban du képy, un couvre-nuque en calicot blanc qu'il déplie quand les rayons solaires deviennent trop brûlants.

Lorsque le général Marey-Monge fut chargé, en 1844, de diriger une expédition dans le sud de l'Algérie, en se portant vers Laghouat, ses troupes éprouvèrent aussi les accidents qu'occasionne une excessive chaleur. Comprenant bientôt le danger qui résulte du contact prolongé du sommet de la tête avec une couche d'air rendu humide par la vaporisation de la sueur, et chauffé à une température qui peut s'élever à 60 degrés et plus, il eut la pensée d'adopter une coiffure légère, faite avec des joncs ou avec de la paille, et tressés à larges mailles pour faciliter un courant d'air. Cet essai lui réussit parfaitement; ses soldats furent désormais à l'abri des accidents de l'insolation caractérisée par la congestion cérébrale. Dans les expériences diverses que fit le général Marey-Monge, il reconnut qu'on ajoute beaucoup aux avantages de ce chapeau lorsqu'on le recouvre d'une mousse légère, et mieux encore de plumes d'autruche comme le font les chefs arabes, ce qui force l'air à tamiser à travers ces parties et à se rafraîchir en parcourant ces sinuosités ombragées.

Ces essais et les résultats heureux qu'on en a obtenus, nous portent à penser qu'il y a nécessité d'adopter une coiffure militaire appropriée aux exigences du climat d'Afrique. Nous croyons que le képy actuel, dont la forme est gracieuse, mais qu'il faudrait encore rendre plus léger, en pratiquant de nombreuses ouvertures permettant la circulation de l'air, et auquel on ajouterait un large *couvre-nuque*, répondrait à une partie des indications signalées.

Ce *couvre-nuque* formerait une surface quadrilatère de 33 centimètres de hauteur et de 85 centimètres de longueur ; en l'absence du soleil il serait roulé autour du turban du képy et il y serait maintenu par deux cordons fixés convenablement à la pièce d'étoffe. Lorsque le soleil deviendrait trop ardent, le *couvre-nuque* serait déployé en couvrant le képy tout entier et on l'y maintiendrait à l'aide des deux cordons noués au-dessus de la visière. Placée ainsi, cette pièce d'étoffe servirait d'écran entre le soleil et la tête, les parties libres flotteraient sur la nuque et les joues et y entretiendraient des courants d'air utiles et agréables.

L'étoffe qu'on emploierait pourrait être de toile, de coton, et mieux encore de flanelle blanche et légère; si nous donnons la préférence à cette couleur, c'est qu'on sait que le blanc absorbe moins les rayons calorifiques de la lumière que les autres couleurs.

Il serait encore possible de donner à ce *couvre-nuque* la forme du capuchon : composé d'une flanelle solide, il serait fixé par des boutonnières à de petits crochets attenant au képy. Pour lui donner le double mérite de pouvoir être utilisé pendant les jours de chaleur ou contre le froid et la pluie, il suffirait d'adopter, ou à-peu-près, le capuchon en usage dans l'armée turque. Ce capuchon, libre, c'est-à-dire n'étant jamais attaché à la capote, a les deux angles terminés par de longues pattes qui, dans les mauvais jours, peuvent entourer le cou, le menton et même servir de cache-nez.

L'adoption d'une nouvelle coiffure, appropriée au climat d'Afrique, est d'une nécessité évidente : on peut différer d'avis sur la forme générale et les dispositions accessoires, mais les indications étant bien déterminées, le but est facile à atteindre. La question de dépense ne saurait entrer en ligne de compte avec la conservation de la vie d'un homme; d'ailleurs elle serait si faible, comparativement à l'importance du résultat, qu'on ne saurait admettre qu'elle puisse devenir un obstacle à la réalisation d'une exigence impérieuse.

Quel que soit le moyen préféré, il est urgent de soustraire le soldat aux dangers qui le menacent et l'atteignent fréquemment pendant les expéditions en Afrique ; le salut d'une armée dépend souvent de la rigoureuse exécution de bonnes mesures hygiéniques ; tous les grands hommes de guerre en ont compris l'importance, et ils n'ont jamais cru indignes de leur attention les détails les plus secondaires, car ils savent que les conséquences les plus graves tiennent souvent à la négligence de causes légères.

www.ingramcontent.com/pod-product-compliance
Ingram Content Group UK Ltd.
Pitfield, Milton Keynes, MK11 3LW, UK
UKHW020404250726
13967UKWH00005B/2465